L'ANALGÉSIE COCAÏNIQUE

PAR LA VOIE RACHIDIENNE

EN OBSTÉTRIQUE

PAR

Le Dr Emmanuel DIAMANTBERGER

ANCIEN INTERNE A L'HÔPITAL DE ROTHSCHILD

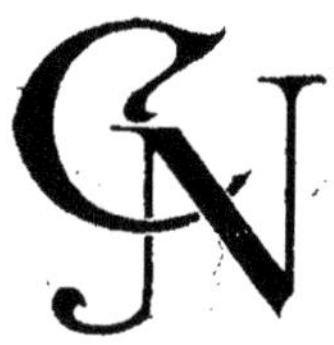

PARIS

ANC^{ne} LIBRAIRIE G. CARRÉ ET C. NAUD

C. NAUD, ÉDITEUR

3, RUE RACINE, 3

—

1901

L'ANALGÉSIE COCAÏNIQUE

PAR LA VOIE RACHIDIENNE

EN OBSTÉTRIQUE

PAR

Le D⁻ Emmanuel DIAMANTBERGER

ANCIEN INTERNE A L'HÔPITAL DE ROTHSCHILD

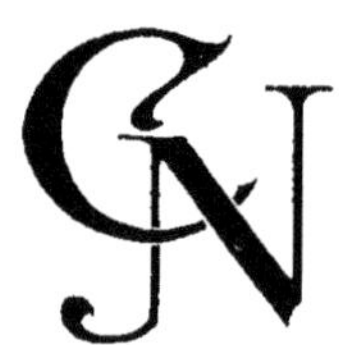

PARIS

ANC⁻ᵉ LIBRAIRIE G. CARRÉ ET C. NAUD

C. NAUD, ÉDITEUR

3, RUE RACINE, 3

1901

A MES PARENTS

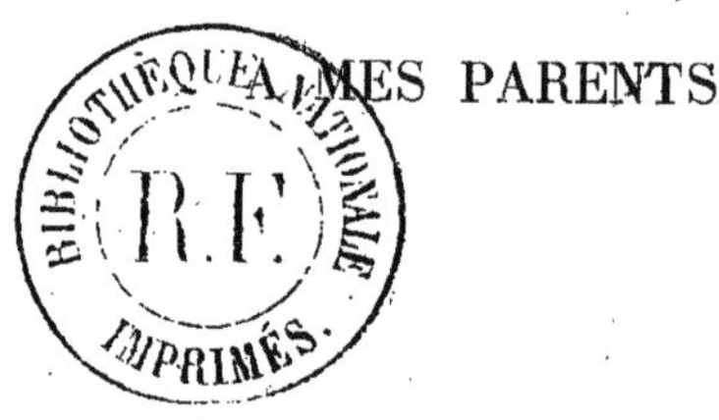

A MES FRÈRES ET SŒURS

A MES AMIS

A MONSIEUR LE DOCTEUR A. WEILL

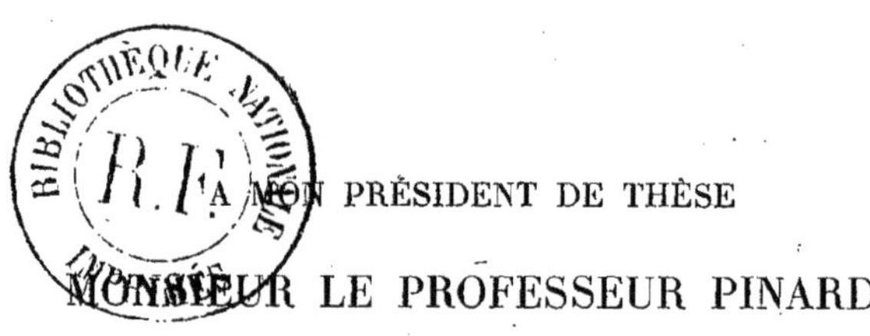

A MON PRÉSIDENT DE THÈSE

MONSIEUR LE PROFESSEUR PINARD

MEMBRE DE L'ACADÉMIE DE MÉDECINE
CHEVALIER DE LA LÉGION D'HONNEUR

AVANT-PROPOS

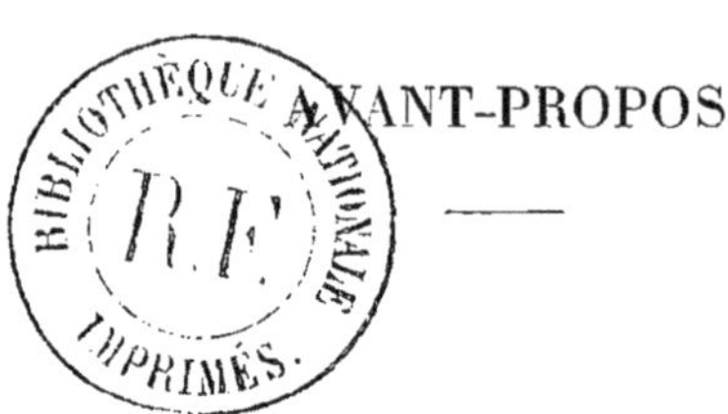

La question de l'analgésie produite par injection intra-rachidienne de cocaïne est de toute actualité. Depuis que Tuffier a fait sienne cette méthode d'analgésie, en en établissant définitivement la technique opératoire, en l'étudiant expérimentalement et en publiant les résultats obtenus dans des centaines de cas, la plupart des chirurgiens ont tenu à expérimenter une méthode apportant l'avantage très notable d'une analgésie localisée, ne supprimant que les sensations douloureuses dans une partie déterminée du corps et permettant par conséquent de pratiquer toutes sortes d'interventions chirurgicales sur cette partie, sans être obligé d'endormir l'individu.

Mais une méthode d'analgésie se localisant dans les membres inférieurs et au bassin, et s'attaquant uniquement aux sensations douloureuses sans abolir les autres sensations et les mouvements volontaires, devait nécessairement s'expérimenter en obstétrique.

En effet, si pour un très petit nombre de femmes les douleurs de l'enfantement sont insignifiantes, combien déchirantes sont par contre pour la majorité des femmes les douleurs dans lesquelles elles se tordent des heures durant? Supprimer ces souffrances sinon pendant toute la durée du travail et de l'accouchement mais au moins pendant les phases les plus pénibles par une méthode d'analgésie ne présentant de danger ni pour la parturiente ni pour l'enfant et n'entravant en rien la marche normale de l'accouchement me paraît être une tentative des plus intéressantes.

Jusqu'ici les accoucheurs, pour supprimer pendant l'accouchement les douleurs par trop violentes, ont recours au chloroforme administré d'une façon spéciale (à la reine), qui dans la plupart des cas n'apporte qu'un soulagement très relatif et il faut l'employer en inhalations constantes et à doses massives, et encore est-il à redouter à cause de la possibilité d'une hémorragie par défaut de rétractilité du muscle utérin.

L'analgésie cocaïnique tentée en obstétrique s'est montrée jusqu'ici favorable aux parturientes, il nous a donc paru intéressant d'en faire quelques essais et d'en relater ici les observations sans autre prétention.

Mais avant d'aborder notre sujet nous avons le devoir bien cher d'apporter l'hommage de notre gratitude à nos maîtres dans les hôpitaux : MM. LANDRIEUX, LEJARS, HALLOPEAU, MERKLEN, BERGER, MAYGRIER, et DUGUET.

Nous sommes particulièrement heureux d'exprimer ici notre profonde gratitude à notre cher maître M. le Dr A. WEILL, médecin en chef de l'hôpital Rothschild. Nous ne saurions oublier la bienveillante sympathie avec laquelle il nous a accueilli, les nombreuses marques d'intérêt qu'il nous a toujours données, les conseils éclairés qu'il nous a prodigués au lit du malade et dont nous avons largement profité pendant que nous avons eu l'honneur d'être son interne.

Que M. le Pr PINARD veuille bien recevoir nos très vifs remerciements pour le grand honneur qu'il nous a fait, en acceptant la présidence de cette thèse.

HISTORIQUE

En 1885, Léonard Corning, au cours d'une série de recherches sur la thérapeutique locale de la moelle, eut l'idée d'injecter une solution de cocaïne dans l'espace intervertébral à des profondeurs variables, pensant que, absorbée par le réseau veineux périrachidien, cette solution serait ainsi transportée dans la moelle. Il obtient une insensibilité parfaite de la région lombaire et aussi des membres inférieurs. Plus tard, enhardi par ses premiers succès, il sé décide à ponctionner les méninges et à porter directement la solution de cocaïne sur la portion lombaire de la moelle.

Corning consigne le résultat de ses recherches dans plusieurs mémoires publiés entre 1885 et 1894, mais restés ignorés ou à peu près jusqu'à la publication de l'article de Marcus (*Medical Record,* octobre 1900).

Depuis les expériences de Quincke sur la soustraction d'une certaine quantité de liquide céphalo-rachidien dans le but de décompression du cerveau, la question de la ponction lombaire vient à l'ordre, du jour et si les espérances de Quincke ne se sont pas réalisées, on doit au moins à cet auteur la vulgarisation d'une méthode amenée par la suite à un si grand retentissement.

Chipault, Marfan, Jaboulay, Jacob, Sicard, etc., uti-
lisent cette méthode pour injecter dans l'espace sous-arachnoïdien des médicaments variés : sérum physiologique,
sérum antitétanique, iodure de potassium, bromure de
potassium, bleu de méthylène, etc., etc.

En août 1898 Bier de Kiel ayant à opérer un malade
atteint de tuberculose tibio-tarsienne et qui refuse l'a-
nesthésie générale, eut l'idée de tenter d'anesthésier par la
voie lombaire et fait une injection intrarachidienne de 3
centigrammes de cocaïne qui lui permet d'opérer son
malade sans que celui-ci éprouve la moindre douleur.

Quelques temps après, Bier emploie la même méthode
pour 5 opérations sur le membre inférieur.

En octobre 1898 Seldowitch et Zeidler publient les
résultats obtenus par la cocaïnisation de la moelle dans 4
opérations sur les membres inférieurs.

En novembre 1899 Tuffier, qui ignorait à cette date les
tentatives de Bier et de Seldowitch, eut, lui aussi, l'idée
d'employer la cocaïne en injections intrarachidiennes pour
obtenir l'analgésie des membres inférieurs.

Après quelques essais et tâtonnements qui l'amènent
à des modifications très heureuses dans la technique opératoire de la méthode, après de multiples expériences de
laboratoires faites en collaboration avec Hallion, Tuffier
adopte définitivement l'analgésie rachidienne pour toutes
les opérations concernant le périnée, le rectum, le vagin,
la vessie, enfin pour toute la chirurgie abdominale y compris l'estomac et le rein.

A la suite de Tuffier et sous son impulsion les essais
se multiplient et un grand nombre de chirurgiens de tous

les pays apportent sans cesse des observations et des faits nouveaux.

C'est d'abord Cadol, l'élève de Tuffier, qui apporte dans sa thèse inaugurale la relation des 33 premières observations de son maître et c'est ensuite, dans une série ininterrompue de communications, que se consignent les observations et les essais de Sicard, Pousson et Chavanaz, Schiassi, Golebski, Severeano et Gerotta, Jonnesco, Legueu et Kendirdji, Racoviceano-Pitesci, Coen, Dietz, Nicoletti, Bibot, Sabatini, Dumont, de Rouville, etc., etc.

Une fois l'impulsion donnée, la plupart des chirurgiens tiennent à expérimenter la nouvelle méthode d'anesthésie qui, petit à petit, devient d'une pratique journalière. Les cas se multiplient et se discutent dans toutes les sociétés savantes et un grand nombre de chirurgiens s'en déclarent très partisans.

A côté de la cocaïne et pour en éviter les petits inconvénients on essaie l'eucaïne et la tropacocaïne.

Engelmann qui expérimente l'eucaïne sur lui-même ne la trouve pas préférable à la cocaïne ; par contre, Schwartz, qui emploie la tropacocaïne à la dose de 3 à 5 centigrammes, s'en déclare partisan convaincu.

Mais une méthode d'analgésie portant surtout sur la partie abdominale et pelvienne du corps ne pouvait pas ne pas intéresser au premier chef les accoucheurs.

En effet, Doléris, qui déjà en 1884 avait essayé l'emploi de la cocaïne en obstétrique, soit en badigeonnages et en application au niveau du col de l'utérus, soit en injections interstitielles dans le tissu cervical et dans l'épaisseur du périnée, s'intéresse vivement à la nouvelle méthode, fait quelques essais, et en juillet 1900 en collaboration avec son élève Malartic apporte à l'Académie de médecine les résultats obtenus par la rachicocaïnisation dans cinq accouchements.

Dès ces premiers essais, ces auteurs tirent des conclusions extrêmement intéressantes, que les observations ultérieures n'ont fait que confirmer et qui peuvent démontrer « que l'analgésie obstétricale s'obtient sûrement avec l'injection lombaire de doses modérées de cocaïne : que la cocaïne ainsi appliquée accélère le travail ; qu'elle paraît agir comme hémostatique ; enfin, que ses inconvénients sont insignifiants ».

Peu de mois après, une nouvelle série d'une vingtaine d'observations communiquées à la *Société d'obstétrique et de gynécologie* vient confirmer amplement les résultats des premiers essais.

Entre temps, d'autres auteurs expérimentent également les injections cocaïniques en obstétrique et publient de nombreuses observations :

Bumm et Kreist (de Bâle) relatent en juillet 1900 les résultats obtenus dans dix cas. Ils pratiquent l'injection d'un centigramme de cocaïne à la dilatation complète ou pendant la période d'expulsion et observent que « très rapidement après l'injection la douleur est supprimée. Les contractions utérines ne donnent qu'une sensation de tension dans le ventre. L'extension de la vulve et du périnée, la sortie de la tête fœtale ou l'application du forceps sont perçues par la parturiente, mais sans occasionner de douleur. Les contractions ne sont pas modifiées par l'injection, sauf cependant qu'elles semblent être moins fréquentes, autant qu'on en peut juger. Leur intensité est la même. La douleur étant supprimée, la parturiente n'éprouve pas le besoin de pousser et de fait elle ne pousse que lorsque l'accoucheur l'y incite. Dans ce cas les efforts volontaires sont aussi énergiques que d'ordinaire. La délivrance se fait d'une façon normale ».

Dupaigne de Louveciennes publie également une observation de rachicocaïnisation faite chez une multipare avec un complet succès.

En octobre 1900, Marx de New-York publie 23 observations d'injections rachidiennes de cocaïne chez des femmes en travail. Cet auteur obtient des analgésies durant de 1 à 2 heures et même en répétant les injections il arrive à entretenir l'analgésie 8 heures consécutivement.

Dans un cas de procidence du cordon il fait une version podalique sans difficulté un quart d'heure après l'injection de cocaïne. Pour éviter les vomissements Marx obture les oreilles de la malade avec du coton, il recommande de placer un bandeau sur les yeux et d'éviter autant que possible le bruit. Des injections sous-cutanées de bromhydrate d'hyoscine diminueraient les incidents désagréables de la cocaïne. Les vomissements seraient évités par le bromure de potassium pris à la dose de 1 gr 50 à 2 grammes.

Accouci essaie chez les parturientes la cocaïne par la voie stomacale à la dose de 5 à 10 centigrammes et constate qu'ainsi administrée, la cocaïne n'a pas l'action manifeste sur le muscle utérin mais qu'elle excite la contraction des muscles abdominaux et fait de cette façon rendre des services dans les cas de lenteur excessive de la période d'expulsion.

Le 25 janvier 1901, Porak communique à l'Académie de médecine le résultat de huit cas de rachicocaïnisations chez les parturientes. Il s'agissait de trois cas de symphyséotomie, un cas de périnéorrhaphie, un cas d'embryotomie céphalique sur une présentation de l'épaule, de deux cas d'application du forceps et d'un accouchement normal donnant lieu à des douleurs extrêmement violentes. Dans tous ces cas l'analgésie a toujours été complète au bout de 5 à 6 minutes et a été suffisamment longue pour permettre les opérations nécessitées par l'état des parturientes, sauf dans le cas de l'accouchement normal où les douleurs n'ont été supprimées que pendant quelque temps sans que les contractions aient paru augmenter d'intensité. L'accouchement s'est terminé cinq heures après l'injection. Dans tous ces cas les malaises ont été remarquablement insignifiants et l'état général des opérées est incomparablement plus satisfaisant après la cocaïnisation qu'après la chloroformisation.

La conclusion de la communication de Porak est que l'injection méthodique de cocaïne sous l'arachnoïde lombaire s'est montrée jusqu'ici favorable aux parturientes, et que son expérimentation, prudemment conduite, suivant une technique rigoureuse, mérite d'être continuée et encouragée.

Cette conclusion est absolument identique à celle de Guéniot qui dans son rapport à l'Académie (22 janvier 1901) résume et met au point l'analgésie médullaire appliquée aux accouchements. En février 1901, Malartic dans sa thèse inaugurale rapporte le résultat de 62 rachicocaïnisations faites à la maternité de l'hôpital Boucicaut.

Cet auteur emploie une solution de cocaïne au 100e stérilisée à l'aide de la méthode de Tyndall et injecte des quantités variant de 7 milligrammes à 3 centigrammes (mais dans la plupart des cas (45 fois), la dose employée est d'un centigramme) qui donnent dans 52 cas des résultats complets et 10 fois des résultats incomplets dans les cas où la dose est insuffisante, l'injection faite trop tôt ou bien lorsque l'accouchement est particulièrement long.

En outre du pouvoir analgésique sur l'utérus et la forme génitale en général, Malartic constate que l'injection intrarachidienne de cocaïne exerce un pouvoir excitateur de la contractilité utérine pendant et aussi en dehors du travail; un pouvoir excitateur de la rétractilité utérine et un pouvoir hémostatique. Il la conseille dans toutes les opérations obstétricales, à l'exclusion de la version par manœuvres internes, et dans tous les accouchements normaux particulièrement douloureux. Il n'en trouve aucune contre-indication dans les maladies du poumon, du cœur ou des reins.

TECHNIQUE OPÉRATOIRE

Les injections intrarachidiennes peuvent se faire dans tout l'espace compris entre la deuxième vertèbre lombaire et la base du sacrum, car tout cet espace occupé par le cul-de-sac dural ne contient que les nerfs de la queue de cheval qui baignent dans le liquide céphalo-rachidien. Il est en effet exceptionnel que l'extrémité inférieure de la moelle épinière dépasse la 2ᵉ vertèbre lombaire, de sorte qu'une piqûre faite à ce niveau ne peut atteindre le cône médullaire.

Cependant pour se mettre à l'abri de tout accident même très exceptionnel il est prudent de ne pas faire la ponction entre la 2ᵉ et la 3ᵉ vertèbre lombaire et presque tous les expérimentateurs ont observé cette règle.

Pour ce qui est du danger de léser les filets nerveux de la queue de cheval, Tuffier s'exprime ainsi : « d'abord ces filets nerveux sont toujours prêts à fuir devant la pointe du trocart ou de l'aiguille. Ensuite il faut se rappeler, dit Cawing, dans son livre *Paris,* que les troubles moteurs ou sensitifs dus à une lésion de la queue de cheval reconnaissent toujours pour cause de grosses lésions et non de petites lésions circonscrites. Et *Weir*

Mitchell déclare que le passage d'une aiguille dans le nerf d'un animal ne détermine aucun accident. D'ailleurs la lésion des nerfs n'est pas possible avec mon aiguille ».

Nous avons fait les injections intrarachidiennes suivant la technique indiquée par *Tuffier* au niveau de la quatrième vertèbre lombaire. La parturiente étant assise au bord du lit on lui fait porter les bras en avant et courber légèrement le dos, faire ce qu'on appelle *gros dos*.

La région lombaire est savonnée à la brosse puis lavée à l'éther, à l'alcool et au sublimé ; on détermine les crêtes iliaques : la ligne transversale qui les réunit passe au niveau de la 4ᵉ vertèbre lombaire et c'est au niveau de cette ligne qu'on peut pénétrer dans le canal rachidien.

L'index gauche cherche et repère l'apophyse épineuse et la main droite saisissant l'aiguille entre le pouce et l'index, on pique à droite de la colonne vertébrale à un centimètre en dehors de la ligne épineuse.

L'aiguille dirigée un peu en dedans et en haut traverse la peau, le tissu cellulaire sous-cutané, l'aponévrose lombaire, les muscles de la masse sacro-lombaire, le ligament jaune et pénètre dans le canal rachidien. Si l'aiguille pénètre réellement dans l'espace sous-arachnoïdien, on ne rencontre aucun obstacle et l'on voit à son extrémité libre perler quelques gouttes claires qui ne sont autre chose que du liquide céphalo-rachidien. A ce moment on adapte la seringue chargée de la solution de cocaïne à l'aiguille et l'on pousse lentement l'injection.

Celle-ci terminée on retire l'aiguille et l'on obture l'orifice avec du collodion stérilisé.

L'écoulement de quelques gouttelettes de liquide céphalo-rachidien est une indication certaine qu'on se
trouve bien dans le cul-de-sac dural. Aussi ne doit-on
jamais commencer l'injection avant de le voir sourdre
par l'extrémité libre de l'aiguille.

Quelquefois celle-ci perfore une des veinules des
plexus rachidiens et alors au lieu d'un liquide clair, s'é-
coulent quelques gouttes de sang. Il suffit alors de pousser
un peu l'aiguille pour dépasser le vaisseau dont la piqûre
est sans importance.

L'aiguille employée est l'aiguille de Tuffier en platine
irridié facile à stériliser ayant un biseau court et mesurant
8 centimètres de longueur.

On l'adapte à une seringue de Pravaz stérilisable ou
mieux encore à la seringue de Luër en verre opaque et à
piston plein.

En ce qui concerne la solution de cocaïne nous nous
sommes toujours servi d'une solution à 1 pour 100 ren-
fermée dans des ampoules de verre stérilisées et fermées
à la lampe.

La cocaïne subissant des altérations sous l'influence
d'une température élevée, le problème de la stérilisation
des solutions de chlorhydrate de cocaïne a donné lieu à
de nombreuses recherches. Plusieurs auteurs, Tyndall
entre autres, engagent à stériliser les solutions de cocaïne
par une série de chauffages successifs à 60° répétés de six
à sept fois à un jour d'intervalle, chaque chauffage devant
durer une demi-heure environ.

Nos solutions de cocaïne ont été préparées par notre
ami M. Brociner, chimiste distingué, qui s'est servi d'une

méthode de stérilisation plus simple, demandant un délai
beaucoup plus court et donnant des résultats parfaits.

---

(1) L'appareil qui permet de réaliser cette méthode de stérilisation se
compose essentiellement :

1° D'une éprouvette munie d'une tubulure latérale sur laquelle s'adapte
une bougie Chamberland ;

2° D'une cloche à vide sous laquelle est disposé un cristallisoire en verre
recouvert d'un disque métallique percé d'un certain nombre de trous dans
chacun desquels on place une ampoule en verre, la pointe tournée en bas et
effleurant le fond du cristallisoir ;

3° D'une trompe à eau.

Chacune des parties de ce système étant aseptisée par un chauffage à
l'étuve à 180°, la tubulure latérale de l'éprouvette ainsi que celle reliant la
trompe à eau à la cloche étant remplie de coton hydrophile préalablement
stérilisé, on introduit la solution dans l'éprouvette. On fait le vide à l'aide
de la trompe et alors la solution traversant la bougie Chamberland remplit
le cristallisoir. Par un simple jeu de robinet, on isole le filtre de la cloche et
l'on continue à faire le vide. Lorsque ce dernier est jugé suffisant, c'est-à-dire
au bout de quelques minutes, le travail de la trompe est interrompu et l'on
fait entrer dans la cloche de l'air filtré par un passage sur du coton stérilisé.
La pression fait instantanément monter le liquide du cristallisoir dans les ampoules qu'il ne reste plus qu'à fermer à la lampe avant d'en terminer la stérilisation absolue par un séjour de deux heures à l'étuve à une température
de 60°.

Ce procédé, comme on le voit, évite les filtrations des solutions au papier,
permet de travailler continuellement dans un milieu parfaitement aseptique
et par suite de pouvoir se contenter, pour la stérilisation définitive d'un passage à l'étuve à 55°-60°, de deux heures au maximum.

RÉSULTATS DE L'INJECTION

Les premiers effets de l'injection de cocaïne commencent à se manifester 3 à 4 minutes après l'injection. C'est d'abord un picotement dans les pieds, puis des fourmillements et de l'engourdissement envahissent rapidement la jambe et bientôt tout le membre inférieur, le bassin, le périnée, les lombes et le ventre jusqu'au delà de l'ombilic.

Cet envahissement de l'analgésie se fait souvent d'une façon métamérique. Mais il n'en est pas toujours ainsi et *Pitres* de Bordeaux a signalé que l'analgésie ne commence pas toujours par les pieds, qu'elle n'envahit pas forcément les diverses régions susmentionnées d'une façon métamérique et que la limite supérieure de l'analgésie ne s'arrête pas en formant un plan vertical à celui de l'axe du corps. Cette limite est toujours plus élevée en arrière qu'en avant.

Au bout d'une dizaine de minutes l'analgésie s'étend de l'extrémité des orteils jusqu'au delà de l'ombilic. Mais si dans toute cette partie du corps la sensation de douleur est complètement abolie et qu'on peut pincer et piquer la malade sans provoquer la moindre douleur, il n'en est pas de même des autres sensations et les malades sentent parfaitement qu'on les touche ou qu'on approche un corps chaud ou froid, en un mot, la sensation tactile et thermique n'est pas abolie.

Quelques minutes après l'injection de cocaïne les contractions utérines deviennent plus énergiques, leur durée est plus longue, leur fréquence augmentée et de plus elles deviennent complètement indolores; le travail progresse rapidement.

Quelquefois les femmes sentent le besoin de pousser mais le plus souvent on est obligé à les y inciter; ce qu'elles font d'autant plus volontiers qu'elles ne souffrent pas.

L'analgésie dure environ 1 heure et 1/2 et l'accouchement se fait d'une façon absolument indolore.

Quelquefois la femme a conscience du passage de la tête à la vulve, d'autres fois elle ne s'aperçoit qu'elle est accouchée que lorsque l'enfant commence à crier.

La délivrance se fait en général spontanément et très rapidement, après l'accouchement, sans que la femme ressente la moindre douleur.

Il est à remarquer que les parturientes perdent en général très peu de sang.

En ce qui concerne le fœtus nous n'avons rien remarqué d'anormal dans aucun de nos cas : l'injection de cocaïne ne paraît avoir aucune action directe sur lui.

En ce qui concerne le moment de l'injection cocaïnique, nous avons fait cette injection chez les primipares au moment où la dilatation était complète ou presque, et chez les multipares à la dilatation comme 5 francs ou comme une petite paume de main.

La dose employée a été invariablement celle d'un centigramme de cocaïne par injection.

Les injections intrarachidiennes de cocaïne sont quelquefois suivies de troubles qui ne présentent cependant aucune gravité.

Les premiers troubles que nous avons constatés chez nos malades, sont des nausées accompagnées ou non de vomissements.

Souvent les nausées se produisent presque immédiatement après l'injection, persistent pendant quelques instants et reviennent à une ou deux reprises.

Les vomissements sont insignifiants lorsqu'ils se produisent et de courte durée.

La céphalée a été observée par nous dans 3 cas. Une fois elle a été particulièrement violente et a duré 48 heures ; une autre fois moins forte, la céphalée a persisté pendant 24 heures.

Pour obvier à ces petits inconvénients *Marx* a essayé d'employer la morphine associée à la cocaïne, mais devant l'insuccès de cette pratique il y renonça bientôt. Les injections hypodermiques de bromhydrate d'hyoscine à la dose de 0^{gr},003 paraissent atténuer les nausées.

Malartie recommande l'hyoscine, qui paraît lui avoir donné de bons résultats.

Dans nos cas les nausées et les vomissements ont été très légers et fugaces.

OBSERVATIONS

Observation I

III pare. Sommet en droite postérieure. — Injection d'un centigramme de cocaïne à la dilatation de 2 francs. Accouchement spontané mais pas absolument indolore.

Mathilde P..., 35 ans, casquetière, entre à l'hôpital de Rothschild, le 7 février à 9 heures du soir en travail.

A 10 h. 14. — Sommet en droite postérieure.

Membranes intactes, dilatation à peu près 2 francs. Bruits du cœur bons. Douleurs violentes espacées.

10 h. 20. — Injection d'un centigramme de cocaïne entre la 4ᵉ et la 5ᵉ vertèbre lombaire.

10 h. 22. — Contraction très douloureuse.

10 h. 23. — Nausées et vomissements. Sensibilité abolie dans les pieds, les jambes, et un peu aux cuisses.

10 h. 25. — Anesthésie complète jusqu'au-dessus de l'ombilic.

10 h. 27. — Contraction indolore.

La dilatation progresse lentement, les contractions sont assez énergiques mais très espacées.

Minuit 35. — La malade recommence à souffrir et pousse des cris de plus en plus forts. A ce moment la dilatation est d'une petite paume de main.

1 h. 5. — Dilatation complète. Les douleurs sont de plus en plus fréquentes et très vives, de plus la malade est prise d'une violente céphalalgie.

1 h. 9. — Rupture spontanée des membranes.

1 h, 12. — Accouchement spontané douloureux.

1 h. 21. — Délivrance spontanée et complète.

Enfant. . . . . . 2 985 grammes

Placenta. . . . . . 590 —

Sang perdu. . . . . 100 —

Céphalalgie persiste assez violente pendant près de 48 heures.

Observation II

VI pare. Sommet en gauche antérieure. — Injection d'un centigramme de cocaïne à la dilatation de 2 francs. Accouchement spontané indolore.

Anna M..., 34 ans, ménagère, entre à l'hôpital de Rothschild le 15 février à 2 heures du matin en travail.

2 h. 45. — Sommet en gauche antérieure. Dilatation 2 francs. Poche des eaux intacte.

Bruits du cœur bons. Douleurs intenses se succédant à des intervalles rapprochés.

2 h. 55. — Injection d'un centigramme de cocaïne suivie immédiatement de nausées qui disparaissent au bout de deux minutes.

3 h. 5. — Anesthésie complète des membres inférieurs et remontant au-dessus de l'ombilic. Contraction énergique absolument indolore.

3 h. 10. — Dilatation paume de main. Contractions de plus en plus énergiques et prolongées.

3 h. 18. — Dilatation complète.

3 h. 20. — Rupture spontanée de la poche des eaux.

La parturiente pousse énergiquement et le sommet paraît à la vulve.

3 h. 23. — Accouchement spontané indolore.

La malade se rend compte du passage à la vulve mais n'accuse absolument aucune douleur.

3 h. 27. — Délivrance spontanée.
Poids de l'enfant : 3^{kgr},425.
Placenta : 550 grammes.
Sang perdu en quantité infinie.
Absolument aucun trouble consécutif.

Observation III

I pare. Injection d'un centigramme de cocaïne à la dilatation complète.
Sommet en gauche antérieure. Accouchement indolore.

Rebecca H..., 22 ans, domestique. Entre à l'hôpital de Rothschild le 18 février à 3 h. 1/2 du matin.

A 3 h. 50. — Sommet en gauche antérieure. Dilatation complète. Membranes intactes. Bruits du cœur bons. Injection de 1 centigramme de cocaïne.

3 h. 55. — Anesthésie complète. Douleurs se succédant à des intervalles bien rapprochés.

4 heures. — Rupture spontanée des membranes.

4 h. 18. — Accouchement spontané complètement indolore. Le passage à la vulve n'est pas perçu.

4 h. 22. — Délivrance spontanée et complète.

Enfant pèse 3^{kgr},175 grammes.

Placenta : 615 grammes.

Perte de sang insignifiante.

Suites normales sans céphalalgie ni indisposition d'aucune sorte.

Observation IV

II pare. Sommet en gauche antérieure. — Injection d'un centigramme
de cocaïne à la dilatation de 5 francs. Accouchement indolore.

Marie K..., 24 ans, ménagère, entrée à l'hôpital de Rothschild le 18 février à minuit.

Dilatation près de 5 francs. Membranes rompues prématurément. Sommet en gauche antérieure. Bruits du cœur bons. Douleurs très vives.

Minuit 20. — Injection d'un centigramme de cocaïne.

Minuit 22. — Contraction extrêmement douloureuse.

Minuit 27. — Anesthésie complète et contraction parfaitement indolore.

A partir de ce moment les contractions se succèdent assez rapidement et sont totalement indolores.

Minuit 58. — Dilatation complète.

Les contractions sont presque ininterrompues et à :

1 h. 4. — Accouchement indolore mais conscient.

Enfant pèse 3 650 grammes.

1 h. 17. — Délivrance naturelle et complète.

<pre>
        Placenta.   .   .   .   500 grammes
        Sang perdu. .   .   100   —
</pre>

Suites absolument normales. A aucun moment ni nausées, ni vomissements, ni céphalalgie.

La femme quitte le service le 10e jour au matin sans avoir éprouvé le moindre trouble.

OBSERVATION V

II pare. Sommet en droite postérieure. — Injection d'un centigramme de cocaïne à la dilatation complète. Accouchement spontané indolore.

Anna R..., 19 ans, entre à l'hôpital de Rothschild le 3 mars à 2 heures de l'après-midi. Dilatation 2 francs. Membranes intactes. Bruits du cœur bons.

5 h. 40. — Douleurs violentes. Dilatation presque complète.

5 h. 42. — Injection d'un centigramme de cocaïne suivie immédiatement de quelques nausées sans vomissements.

5 h. 46. — La femme pousse très énergiquement, les contractions sont complètement indolores.

5 h. 47. — Nausées toujours sans vomissements.

5 h. 52. — La rotation est faite, la tête est en occipito-pubienne.

5 h. 57. — Accouchement indolore. La femme a parfaitement conscience du passage de la tête à la vulve.

Enfant : 2 980 grammes.

6 h. 1. — Délivrance naturelle et complète.

Placenta : 520 grammes. Sang perdu en quantité insignifiante. Suites absolument normales.

OBSERVATION VI

Primipare. Sommet en gauche antérieure. — Injection d'un centigramme de cocaïne à la dilatation complète. Accouchement spontané indolore.

Marie B.... 24 ans, ménagère, entre à l'hôpital de Rothschild le 14 mars à 10 heures du matin ; à :

4 h. 25. — Dilatation complète. Sommet en gauche antérieure. Membranes intactes. Bruits du cœur bons.

4 h. 28. — Injection d'un centigramme de cocaïne.

4 h. 29. — Contraction très douloureuse, crampe dans la jambe droite.

4 h. 32. — Analgésie s'étendant jusqu'à l'appendice xyphoïde.

4 h. 33. — Contraction énergique et indolore suivie immédiatement de la rupture spontanée des membranes.

Les contractions sont énergiques mais espacées et reviennent toutes les 4 ou 5 minutes jusqu'à :

5 h. — Quand elles commencent à se succéder très rapidement.

5 h. 10. — Le périnée bombé, la tête appuie sur le périnée.

5 h. 19. — Accouchement spontané indolore mais conscient.

Enfant : 3 260 grammes.

5 h. 23. — Délivrance naturelle et complète.

Placenta : 5a5 grammes.

Sang perdu : 14o grammes.

Suites normales. A aucun moment, ni nausées, ni vomissements, ni céphalalgie.

Observation VII

IV pare. Sommet en gauche antérieure. — Injection d'un centigramme de cocaïne à la dilatation d'une grande paume de main. Accouchement spontané indolore.

Mathilde H..., couturière, entre à l'hôpital de Rothschild le a5 mars, à 1 heure du matin.

Sommet en gauche antérieure, dilatation paume de main. Membranes intactes. Bruits du cœur bons.

1 h. 10. — Injection d'un centigramme de cocaïne.

1 h. 11. — Nausées sans vomissements.

1 h. 14. — Analgésie dépassant l'ombilic.

1 h. 3o. — Dilatation complète et rupture spontanée des membranes.

Contractions prolongées, la malade pousse énergiquement.

1 h. 36. — Accouchement spontané absolument indolore.

Enfant : 3 45o grammes,

1 h. 39. — Délivrance spontanée et complète. Sang perdu : 8o grammes.

Suites normales. Absolument aucun malaise, sauf quelques tranchées calmées rapidement par l'antipyrine.

Observation VIII

III pare. Sommet en gauche antérieure. — Injection d'un centigramme de cocaïne à la dilatation un peu moins comme 5 francs. Accouchement spontané indolore.

Rosalie P..., 33 ans, ménagère, entrée à l'hôpital de Rothschild le 31 mars, à 4 heures du soir.

7 heures du soir. — Sommet en gauche antérieure. Dilatation comme 2 francs. Douleurs extrêmement vives.

8 h. 30. — Dilatation moins de 5 francs, membranes intactes. Bruits du cœur bons. Les contractions reviennent toutes les 5 minutes et s'accompagnent de douleurs très violentes qui arrachent à la malade des cris épouvantables.

8 h. 45. — Injection d'un centigramme de cocaïne entre la 4e et la 5e vertèbre lombaire.

Immédiatement après l'injection, vomissements et nausées.

8 h. 49. — Contractions peu douloureuses. Anesthésie des jambes et sensibilité très émoussée des cuisses et de l'abdomen.

8 h. 53. — Contraction énergique absolument indolore.

8 h. 58. — L'anesthésie s'étend jusqu'à l'ombilic.

9 h. 2. — Contraction interne indolore d'une durée d'une minute accompagnée de nausées.

9 h. 5. — Vomissements.

9 h. 10. — Dilatation complète.

9 h. 13. — Rupture de la poche des eaux.

9 h. 20. — La tête appuie sur le périnée, contraction durant 1 minute et demie.

9 h. 24. — La parturiente éprouve une sensation de pesanteur dans le petit bassin et fait des efforts expulsifs.

9 h. 29. — Contraction prolongée toujours indolore, avec efforts expulsifs de plus en plus énergiques.

9 h. 37. — Accouchement spontané. La parturiente ne s'aperçoit qu'elle est accouchée qu'en entendant les cris de l'enfant.

Poids de l'enfant : 3 530 grammes.

9 h. 52. — Délivrance spontanée. Poids du placenta : 585 grammes. Sang perdu : 95 grammes.

Suites normales. Au 3e jour, céphalée pendant près de 24 heures.

OBSERVATION IX

I pare. Sommet en droite postérieure. — Injection d'un centigramme de cocaïne à la dilatation une petite paume de main. Accouchement spontané indolore.

Julie K..., 19 ans, entre à l'hôpital de Rothschild le 2 avril à 10 heures du soir. Dilatation 2 francs. Sommet en droite postérieure. Bruits du cœur bons. Membranes intactes. Albumine en petite quantité.

Le 3 *avril* à 5 heures du matin, dilatation petite paume de main, douleurs extrêmement violentes.

5 h. 13. — Injection d'un centigramme de cocaïne.

5 h. 14. — Nausées sans vomissement.

5 h. 17. — Contraction violente très douloureuse.

5 h. 21. — Contraction très énergique non douloureuse et inconsciente.

5 h. 22. — Nausées toujours sans vomissement.

A partir de ce moment les contractions se succèdent rapidement, sont de plus en plus longues et complètement indolores et inconscientes.

5 h. 50. — Dilatation complète.

5 h. 53. — Rupture spontanée des membranes.

6 h. 07. — Accouchement spontané indolore, mais la parturiente se rend compte du passage de la tête.

6 h. 19. — Délivrance spontanée complète, après la délivrance, petit utérus contracté, une légère déchirure de la fourchette est suturée. La malade se laisse faire très docilement et ne ressent absolument aucune douleur.

Poids de l'enfant : $3^{kgr},960$.

Placenta : 700 grammes.

Sang perdu : 100 grammes.

Suites absolument normales.

L'albumine disparaît dès le lendemain.

Pas de céphalée, ni vomissements.

OBSERVATION X

II pare. Sommet en gauche antérieure. — Injection d'un centigramme de cocaïne à la dilatation paume de main. Accouchement spontané indolore.

Sophie L..., 22 ans, couturière, entre à l'hôpital de Rothschild, le 5 avril, à 11 heures du matin.

2 h. 50. — Dilatation petite paume de main. Sommet en gauche postérieure. Membranes intactes. Bruits du cœur bons. Douleurs très vives.

3 heures. — Injection d'un centigramme de cocaïne.

3 h. 1. — Nausées et vomissements peu abondants.

3 h. 3. — Contraction très douloureuse.

3 h. 6. — Anesthésie complète s'étendant jusqu'au-dessus de l'ombilic.

3 h. 7. — Vomissements alimentaires peu abondants.

3 h. 8. — Contraction indolore.

3 h. 24. — Dilatation complète.

La femme a des contractions très énergiques absolument indolores et se suivant très rapidement. Elle pousse violemment.

3 h. 26. — Rupture spontanée des membranes.

3 h. 27. — Accouchement spontané. Absolument indolore et inconscient.

3 h. 30. — Délivrance naturelle et complète.

Poids de l'enfant : 3^{kgr},420.

Placenta : 600 grammes.

Sang perdu : insignifiant.

Suite absolument normales.

Observation XI

IV pare. Sommet en droite postérieure. — Injection d'un centigramme de cocaïne à la dilatation 5 francs. Accouchement spontané et indolore.

Anna S..., 28 ans, entre à l'hôpital de Rothschild le 9 avril à 3 heures du matin. Sommet en droite postérieure, dilatation comme 5 francs. Membranes rompues prématurément. Bruits du cœur bons. La malade souffre violemment.

3 h. 20. — Contraction extrêmement douloureuse durant 1 minute et demie.

3 h. 22. — Injection d'un centigramme de cocaïne.

3 h. 23. — Contraction très douloureuse.

3 h. 28. — L'analgésie remonte jusqu'à l'ombilic.

La parturiente a une contraction très énergique absolument indolore.

3 h. 32. — Nausées sans vomissement.

3 h. 45. — Dilatation complète.

La malade éprouve le besoin de pousser et pousse en effet très énergiquement.

3 h. 57. — Accouchement spontané absolument indolore mais conscient.

3 h. 59. — Délivrance naturelle et complète.

Poids de l'enfant : 3^{kgr},100.

Placenta : 685 grammes.

Sang perdu : nul.

Suites normales. Pas le moindre trouble imputable à l'injection, ni vomissements ni céphalée.

Observation XII

Primipare. Sommet en gauche antérieure. — Injection d'un centigramme de cocaïne à la dilatation complète. Accouchement normal indolore.

Berthe A..., 21 ans, couturière, entre à l'hôpital de Rothschild le 14 avril à 7 heures du matin en travail. Sommet en gauche antérieure. Bruits du cœur bons.

Membranes intactes.

5 h. soir. — La malade souffre fortement. Dilatation presque complète.

5 h. 14. — Injection d'un centigramme de cocaïne.

5 h. 15. — Nausées et vomissements légers.

5 h. 16. — Rupture spontanée des membranes, la dilatation est complète.

5 h. 19. — Contraction complètement indolore. La parturiente pousse très vigoureusement.

5 h. 24. — Accouchement spontané complètement indolore et inconscient.

6 h. 10. — Délivrance artificielle absolument indolore.

6 h. 22. — Un point de suture pour légère déchirure. Absolument indolore.

Poids de l'enfant : 3^{kgr},450.

Placenta : 450 grammes.

Sang perdu : 120 grammes.

Légère céphalée persistant trois heures après l'accouchement.

OBSERVATION XIII

Primipare. Sommet en droite postérieure. — Injection d'un centigramme de cocaïne à la dilatation paume de main. Rotation en occipito-sacrée. Chloroformisation. Application de forceps.

Lucie P..., 29 ans, ménagère, entre à l'hôpital de Rothschild le 16 avril au matin.

La malade ressent les premières douleurs le 17 avril à 4 heures du soir.

A minuit. — Dilatation comme 5 francs. Sommet en droite postérieure. Membranes intactes. Poche des eaux derrière la tête. Bruits ducœur bons.

Les contractions excessivement douloureuses se répètent à des intervalles de 5 minutes.

1 h. — Dilatation d'une petite paume de main.

La parturiente souffre considérablement.

Les contractions se rapprochent et durent 1 minute à 1 minute et demie.

1 h. 20. — Dilatation d'une grande paume de main. Les douleurs deviennent intolérables.

1 h. 25. — Injection d'un centigramme de cocaïne.

1 h. 27. — Contraction très douloureuse durant 2 minutes.

1 h. 28. — Nausées et vomissements alimentaires.

1 h. 31. — Contraction très énergique et encore douloureuse.

1 h. 34. — L'analgésie complète remonte jusqu'au-dessus de l'ombilic.

2 h. — Dilatation complète.

3 h. — La femme recommence à souffrir, la tête n'a pas bougé. Bruits du cœur bons.

3 h. 20. — Les douleurs recommencent avec violence et deviennent bientôt intolérables.

3 h. 30. — Nouvelle injection d'un centigramme de cocaïne.

Les douleurs se calment au bout de 6 minutes. La parturiente éprouve quelques nausées mais ne vomit pas.

Elle pousse sur incitation mais vainement, la tête ne bouge pas. Bruits du cœur toujours bons.

5 h. 10. — Les douleurs reparaissent, à ce moment la tête a tourné en occipito-sacrée.

5 h. 15. — Application de forceps sous le chloroforme.

5 h. 27. — Délivrance naturelle et complète. Suture du périnée légèrement déchiré.

Poids de l'enfant : 3kgr,590.

Placenta : 520 grammes.

Sang perdu : 130 grammes.

Céphalée persiste pendant 48 heures.

La malade très fatiguée se remet lentement et ne quitte le service qu'au bout de 20 jours.

Observation XIV

IV pare. Sommet en gauche antérieure. — Injection d'un centigramme de cocaïne à la dilatation comme une paume de main. Accouchement spontané complètement indolore.

Élise B..., 32 ans, ménagère, entre à l'hôpital de Rothschild le 19 avril à 8 heures du soir. Dilatation petite paume de main. Sommet en gauche antérieure. Membranes intactes. Bruits du cœur bons. Douleurs violentes.

8 h. 25. — Injection d'un centigramme de cocaïne.

8 h. 28. — Nausées sans vomissements.

8 h. 32. — Anesthésie complète remontant au delà de l'ombilic.

Contraction énergique absolument indolore.

8 h. 54. — Dilatation complète et presque aussitôt rupture spontanée des membranes.

La femme pousse très vigoureusement.

9 h. 7. — Accouchement spontané indolore. Le passage à la vulve n'est pas perçu.

9 h. 15. — Délivrance naturelle et complète.

Poids de l'enfant : 3^{kgr},125.

Placenta : 540 grammes.

Sang perdu insignifiant.

Suites absolument normales. Pas de céphalée, ni vomissements.

CONCLUSIONS

1° Les injections intrarachidiennes de cocaïne au cours du travail de l'accouchement produisent une analgésie parfaite de toute la zone génitale ;

2° L'analgésie s'établit dans les premières dix minutes qui suivent l'injection ;

3° La dose d'un centigramme de cocaïne est suffisante pour assurer l'analgésie pendant une heure et demie à deux heures ;

4° Les injections intrarachidiennes de cocaïne exercent un pouvoir excitateur de la contractilité de l'utérus ;

5° Les phénomènes quelque peu désagréables qu'on observe pendant l'analgésie cocaïnique ou dans les heures qui la suivent ne présentent aucune gravité et sont généralement de courte durée ;

6° Les injections intrarachidiennes de cocaïne peuvent être employées comme analgésiques dans les accouchements normaux lorsque ceux-ci sont très douloureux.

INDEX BIBLIOGRAPHIQUE

Accouci. — Contraction et inertie de l'utérus. Action de la cocaïne. *Giornall della Acad. di Torino*, n⁰ˢ 7 et 8, 1891.

Achard. — Injection intrarachid. de cocaïne pour sciatique rebelle. *Soc. de neurol.*, 17 mars 1901.

Allard. — La contractilité musculaire et la sensibilité électrique au cours de la cocaïnisation. *Société de neurologie*, 17 mars 1901.

Barragau y Bouet. — Anesthesia quirurgica producida per las injecciones intraraquideas de cocaïna. *Revista de med. y cirurgia practicas*, 28 octobre 1900.

Bibot. — Un nouveau procédé d'anesthésie chirurgicale. *Bull. du Synd. méd. de Namur*, juin 1900.

— De l'anesthésie par les injections de cocaïne dans le canal rachidien. *Bulletin du Syndicat médical de Namur*, août 1900.

Bier. — Ueber Cocaïnisirung des Ruchenmarks. *Deutsche Zeitsch. f. chirurgie*, 1899, p. 361.

— Benurkungen Zur Cocaïnisirung des Ruchenmarks. *Münchener mediz. Wochenschrift*, 4 septembre 1900.

— *Congrès allemand de chirurgie*, Berlin, avril 1901.

Cadol. — L'anesthésie par les injections de cocaïne dans l'espace sous-arachnoïdien. *Thèse*, Paris, 1900.

De Croly. — *La Policlinique*. Bruxelles, décembre 1900, p. 554.

Corning. — Special anaesthesia and local medication of the
          Cord. *New-York med. Journ.*, 1885, v. XVII.
—   *Med. Rec.*, 1888, v. XXXIII.
—   Local anaesthesia. Appleton, 1886.
—   Paris, *New-York*, 1894.
—   Som conservative jottings a propos of spinal Ana-
esthesia. *Medic. Record*, 20 octobre 1900.
Chipault. — La ponction lombo-sacrée. *Bull. de l'Acad. de
méd. de Paris*, 6 avril 1897.
Courtois-Suffit et A. Delille. — Névralgie sciatique guérie par
les inject. intrarachid. de cocaïne. *Gazette des hôpitaux*,
30 avril 1901.
Delbet. — *Journ. des praticiens*, 1900, n° 41, p. 657.
Diez. — Étude des injections sous-arachnoïdiennes de cocaïne.
Thèse, Paris, 1900.
Doléris. — De l'analgésie des voies génitales obtenue par l'ap-
          plication locale de la cocaïne pendant le travail
          de l'accouchement. *Société de biologie*, 17 jan-
          vier 1884, et *Arch. de tocologie*, 1885.
—   Action scytocique de la cocaïne en injections lom-
baires spécialement pour la provocation de l'accouchement.
Bull. méd., 13 février 1901.
Doléris et Malartic. — Analgésie obstétricale par injections
          de cocaïne dans l'arachnoïde lom-
          baire. *Académie de médecine*, 17
          juillet 1900.
—   Analgésie obstétricale par injection
          sous-arachnoïdienne de cocaïne.
          Société d'obstétrique, 9 novem-
          bre 1900.
—   Analgésie obstétricale par injection
intrarachidienne de cocaïne. *Rev. de thérap. médico-chi-
rurgicale*, 15 décembre 1900.
Dupaigne. — Sur les injections sous-arachnoïdiennes de cocaïne
          en obstétrique. *Acad. de méd.*, 28 août 1900.

—   Analgésie rachidienne par la cocaïne appliquée aux accouchements. *Annales de gynécologie et d'obstétrique,* janvier 1901.

Dumont. — Zur Cocaïnisirung des Rückenmarks. *Corresp. Blatt f. soluvertz Aertzte,* 10 octobre 1900.

Engelmann. — L'eucaïne B dans l'anesthésie médullaire. *Münch. Mediz. Wochensch.,* novembre 1900.

Ehrenfest. — A Few remarks on the use of medullary narcosis in obstetrical case. *Medical Record,* 22 décembre 1900.

Goilar. — Un cas de mort par cocaïnisation intrarachidienne. *Revista de chirurgie de Bucarest,* juin 1900.

Goldan. — Some observations on anesthesia by intraspinal injections of cocaïne. *Med. News,* 1900.

Golebsky. — De la cocaïnisation de la moelle. *Gazette de Botkin,* 1900.

Guéniot. — Des injections cocaïniques lombaires chez les parturientes. *Acad. de méd.,* 22 janvier 1901.

Gumpechl. — Anesthésie médullaire par la cocaïne. *Deutsche Med. Woch.,* juin 1900.

Hahn. — Ueber cocaïnisirung des Ruckenmarks. *Mittheil f. d. Grenzgeb. dez Medic. u. chirurgie,* septembre 1900.

Huguenin. — L'anesthésie générale par les injections de cocaïne sous l'arach. lombaire. *Concours méd.,* 1900.

Jacob. — Duralinfusion. *Berl. Klin. Wochensch.,* 23 et 30 mai 1898.

Jaboulay. — Drainage de l'espace sous-arachnoïd. et inject. de liquide médicamenteux dans les méninges. *Lyon méd.,* 15 mai 1898.

—   De l'action générale de la cocaïne. *Lyon méd.,* 17 février 1901.

Jonnesco. — Quatre cas d'analgésie par injections de cocaïne sous le sac lombaire. *Bulletin de la Société de chirurgie de Bucarest,* II, 1900.

Kreis. — Ueber Medullarnarkose bei Gebaerenden. *Centralbl. f. Gynækologie,* 14 juillet 1900.

Kader. — *Cong. allem. de chirurgie*, avril 1901.

Kievsky. — *Wratsch*, 1901, n° 2.

Labusquière. — De l'anesthésie par injection de cocaïne sous l'arachnoïde lombaire. *Annales de gynécologie et d'obstétrique*, janvier 1901.

Legueu et Kerdirdji. — De l'anesthésie par injection lombaire intrarachid. de coçaïne et d'eucaïne. *Presse médicale*, 27 octobre 1900.

Laborde. — Les injections intrarachid. de cocaïne. *Tribune méd.*, 3 avril 1901 et 29 mai 1901.

Malartic. — Les injections rachid. de cocaïne en obstétrique. *Thèse*, Paris, 20 février 1901.

Manega. — *Riforma medica*, n° 11, 1900, et décembre 1900.

Marie et Guillain. — Traitement de la sciatique par injection intra-arachnoïd. de doses minimes de cocaïne. *Soc. méd. des hôp,*, 25 mars 1901.

Marx. — Medullary narcosis during labor. *Med. News*, 25 août 1900.

— Med. narcosis dur. labor. *Medical Record*, 13 octobre 1900.

— Med. narcosis dur. labor. *Philadelphie Med. Journal*, 10 novembre 1900.

Marcus. — Medullary Narcosis Covning's methode its history. *Med. Record*, 13 octobre 1900.

Meerovitch. — Analgésie médullaire. *Wratch*, 1901, n° 3.

Morton. — Is the subarachnoïdean injection of cocaïn the preferable anesthesie below the diaphragme? *Pacif. med. Journal*, 1900, n° 11.

Mikulicz. — *Congrès allemand de chirurgie*, avril 1901.

Murphy. — Further experience with subarachnoïdean injections of cocaïn for analgesia in all operations below the diaphragme. *Medical News*, 1900, n° 19.

Nicoletti. — Recherches expérimentales et cliniques sur l'anesthésie médullaire. *Congrès international de Paris*, 1900.

Nicoletti. — L'anestesia cocaïnica del medollo spinale merce
injezione sotto aracnoïdea lombare. *Archivio italiano di gi-
necologia*, août 1900, p. 300.

Nicolaenkoff. — L'anesthésie par la cocaïnisation de la moelle.
Thèse, Paris, 1900.

Pastega et Lovisoni. — L'anesthesia per injezione di cocoïna nell'
arachnoïde lombare. *Annal. de med. navale*, oct. 1900.

Pedeprade. — *Thèse*, Paris, mars 1901.

Pitres. — Les injections de cocaïne comme moyen de diagnostic
du siège des excitations algésiogènes dans les affec-
tions névralgiques. *Congrès de Paris*, 1900.

—   Des effets des injections intra-arachnoïd. de cocaïne.
Journ. de méd. de Bordeaux, 10 mars 1901.

Pousson et Chavannaz. — Trois cas d'injections sous-arachnoïd.
de cocaïne. *Journal de méd. de Bordeaux*, 4 février 1900.

Porak. — Sur l'analgésie obstétricale au moyen des injections
intrarachidiennes de cocaïne. *Académie de médecine*, 25 janvier 1901.

Quincke. — Die Lumbalponction des Hydrocephalus. *Berl.
Klin. Woch.*, 1891, n° 38.

Reclus (Paul). — La méthode de Bier. *Bulletin méd.*, 20 mars
1901.

Racoviceanu-Piteni. — L'anesthésie par la cocaïne injectée dans
le canal rachidien. *Congrès intern. de Paris*, 1900.

Rouville (de). — Quelques faits personnels d'anesthésie médul
laire chirurgicale. *Nouveau Montpellier médical*, 1900.

Rusca. — Les injections intrarachidiennes de cocaïne comme
moyen anesthésique à l'hôpital du Sacré-Cœur de Barcelone.
Revista di ciencias medicas, 25 juin 1900.

Sabatini. — Analgesia por injectiones subarachnoïdea de cocaïna.
Thèse, Buenos-Ayres, août 1900.

Salmon. — L'analgésie médullaire par injection sous-arachnoïdienne de cocaïne en chirurgie urinaire. *Thèse*, Paris, 1900.

Salciatsi. — Un procédé simplifié de cocaïnisation de la moelle.
Semaine médicale, 14 mars 1900.

Severeanu et Gerotta. — L'analgésie chirurgicale par les injections de cocaïne dans le canal rachidien. *Congrès international de Paris*, 1900.

Seldowitch. — Ueber cocaïniserung des Rückenmarks. *Centralbl. f. Chirurgie*, 1899, t. XLI.

Sicard (A.). — Essais d'injections microbiennes toxiques et thérapeutiques par la voie céphalo-rachidienne. *Société de biologie*, 30 avril 1898.

— Injections sous-arachnoïdiennes chez le chien. *Société de biologie*, 20 mai 1899.

— La ponction lombaire. *Presse médicale*, 6 décembre 1899.

— Injections médicamenteuses par voie coxo-durale sacro-coccygienne. *Société de biologie*, 20 avril 1901.

Sicard et Gasne. — Les injections sous-arachnoïdiennes et le liquide céphalo-rachidien. *Thèse*, Paris, 1900.

Schwartz. — Avantages de la substitution de la tropococaïne à la cocaïne pour l'analgésie de la moelle. *Centralblatt f. chirurgie*, 2 mars 1901.

— Sur la tropococaïne. *Congrès allemand de chirurgie*, avril 1901.

Snyers. — Sur la méthode de Bier. *Société belge de chirurgie*, 23 mars 1901.

Tuffier. — Analgésie chirurgicale par l'injection de cocaïne sous l'arachnoïde lombaire. *Soc. de biol.*, 11 novembre 1899 et *Presse méd.*, 15 nov. 1899.

— Analgésie par injection cocaïnée dans l'espace sous-arachnoïdien lombaire. *Société de chirurgie*, 22 novembre 1899.

— Anesthésie médullaire chirurgicale par injection sous-arachnoïdienne lombaire de cocaïne. *Sem. méd.*, 16 mai 1899.

— L'anesthésie médullaire en gynécologie. *Revue de gynéc.*, juillet-août 1900.

— De l'anesthésie médullaire par injection de cocaïne

sous l'arachnoïde lombaire. *Congrès intern. de méd.*, Paris, 1900.

TUFFIER. — De l'analgésie chirurgicale par voie rachidienne. Paris, 1901.

— Analgésie cocaïnique par voie rachidienne. *Semaine médicale*, 12 décembre 1900.

— Communication sur 1 300 cas d'analgésie cocaïnique. *Académie de méd.*, 29 janvier 1901.

TUFFIER et HALLION. — Expériences sur l'injection sous-arachnoïdienne de cocaïne. *Société de biol.*, 3 novembre 1900.

— Mécanisme de l'anesthésie par injection sous-arachnoïdienne de cocaïne. *Société de biologie*, 8 décembre 1900.

VALLACE-SÉE. — Subarachnoïdean injection of cocaïn asa substitue for general Anaesth. *Saint-Louis med. Review*, octobre 1900.

VILLAR. — De l'anesthésie médullaire par injection sous-arachnoïd. lombaire de chlorhydr. de cocaïne. *Gaz. hebd. des sciences méd. de Bordeaux*, 25 novembre 1900.